BEI GRIN MACHT SICH IHR WISSEN BEZAHLT

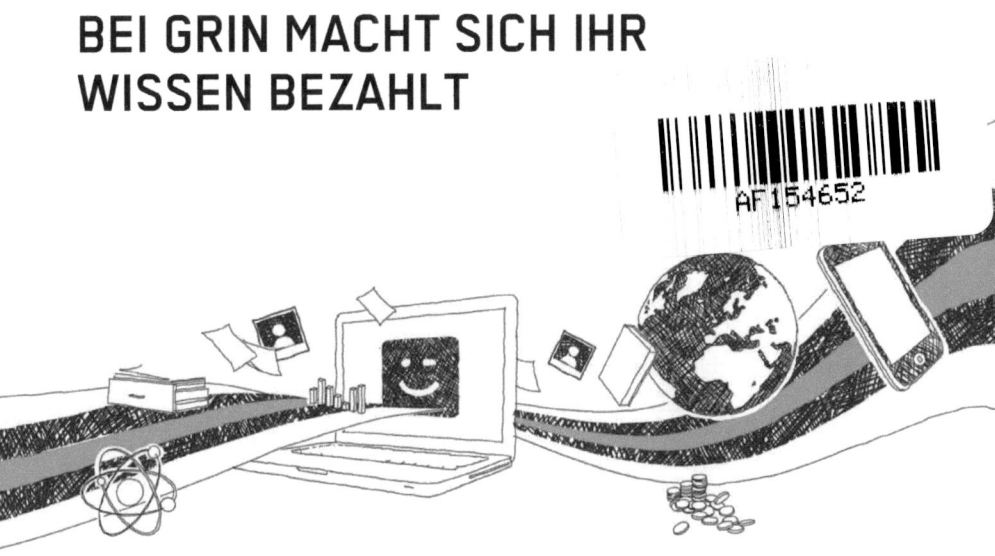

- Wir veröffentlichen Ihre Hausarbeit,
  Bachelor- und Masterarbeit

- Ihr eigenes eBook und Buch -
  weltweit in allen wichtigen Shops

- Verdienen Sie an jedem Verkauf

Jetzt bei www.GRIN.com hochladen und kostenlos publizieren

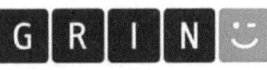

Bibliografische Information der Deutschen Nationalbibliothek:

Die Deutsche Bibliothek verzeichnet diese Publikation in der Deutschen National-
bibliografie; detaillierte bibliografische Daten sind im Internet über http://dnb.d-
nb.de/ abrufbar.

Impressum:

Copyright © 2011 GRIN Verlag, Open Publishing GmbH
Druck und Bindung: Books on Demand GmbH, Norderstedt Germany
ISBN: 978-3-656-71641-9

Dieses Buch bei GRIN:

http://www.grin.com/de/e-book/274639/kontrakturprophylaxe-eine-literaturstudie

Siegfried Huhn

Kontrakturprophylaxe. Eine Literaturstudie

GRIN Verlag

GRIN - Your knowledge has value

Der GRIN Verlag publiziert seit 1998 wissenschaftliche Arbeiten von Studenten, Hochschullehrern und anderen Akademikern als eBook und gedrucktes Buch. Die Verlagswebsite www.grin.com ist die ideale Plattform zur Veröffentlichung von Hausarbeiten, Abschlussarbeiten, wissenschaftlichen Aufsätzen, Dissertationen und Fachbüchern.

Besuchen Sie uns im Internet:

http://www.grin.com/

http://www.facebook.com/grincom

http://www.twitter.com/grin_com

Siegfried Huhn (2011):
Kontrakturprophylaxe. Eine
Literaturstudie

Inhalt

1. Ergebnisse der Literaturstudie

Die Suche nach Studien zur Kontrakturprophylaxe gestaltet sich aufgrund der geringen Zahl an Forschungsarbeiten äußerst schwierig. Die meisten Studien kommen aus dem Bereich der Physiotherapie oder der Orthopädie und werden für diese Arbeit als nicht relevant eingeschätzt. Insgesamt werden 12 Originalarbeiten in die Literaturstudie übernommen. Die recherchierten Studien haben überwiegend mittlere Qualität. Aus dem Fachbereich der Pflege finden sich drei Studien zur Prävalenz von Kontrakturen, zu Prädiktoren und zur Risikoerkennung (Laksmi et al. 2008; Rabiner et al. 1995; Wagner et al. 2008). Zwei prospektive Studien zur Entwicklung von Kontrakturen kommen aus der Physiotherapie (Mollinger und Steffen 1993) und der Rehabilitation (Sackley et al. 2010). Eine Übersichtsarbeit zu Mobilitätseinschränkungen (Walsh et al. 2008) kommt aus dem Bereich der Medizin. Alle anderen Arbeiten untersuchen die Wirksamkeit von Interventionen zur Kontrakturprophylaxe und Bewegungsförderung in Gelenken. Es finden sich drei Studien, die sich mit Dehnen (Stretching) beschäftigen (Harvey et al. 2000; Katalinic et al. 2011; Turton und Britten 2005). Eine Studie vergleicht das Training auf dem Kipptisch mit dem Tagen einer Schiene zur Prophylaxe der Kontraktur im Fußgelenk (Robinson et al. 2008). Eine weitere das Tragen einer Orthese in Neutralstellung am Handgelenk (Bürge et al 2008). Eine Sonderstellung nimmt die Arbeit von Fox et al. (2000) ein, die ein „Bed Positioning Program" untersucht.

Nachfolgend wird in Tabelle 1 ein vergleichender Überblick zum Forschungsstand gegeben:

Lfd. Nr.	Jahr / Autoren	Wissenschaftliche Grundlagen	Fach-bereich	Fragestellung	Methode	Interventionen	Erkenntnisstand
1.	1993 Mollinger u. Steffen	Prospektive Studie zur Entwicklung von Kontrakturen, Gehfähigkeit und sonstigen im Kontext der Kontraktur. Evidenz: III	Physio-therapie	Prävalenz und Ausprägung v. Kontrakturen am Kniegelenk. Prädiktoren und Risikofaktoren erfassen	112 Bew. Messung T1 Whlg. nach 10 Monaten SPQM; 360° Goniometer	keine	Kniegelenkskontrakturen ab 20 Grad wird die Gehfähigkeit eingeschränkt, ab 33 Grad gehunfähig; Korrelation von OBS, Rheuma, Zustand n. Hüft- Gelenksfraktur
2.	1995 Rabiner et al.	Prävalenz- und Vergleichsstudie Risikoanalyse. Evidenz: III	Pflege	Prävalenz; Lokalisation; Risikopersonen; Unterschiede de B mit und ohne Kontraktur	161 Bew. mit erhöhtem Pflegebedarf 2. Gruppen mit u. ohne Kontraktur.	keine	Definition v. Kontraktur Prävalenz u. Risikoparameter Gemeinsamkeiten und Unterschiede der beiden Gruppen
3.	2000 Harvey et al.	Vergleichsstudie zur möglichen Spitzfußprophylaxe bei Patienten mit Para- und Tetraplegie. Evidenz: I b	Physio-therapie	Effektivität von Dehnungen im Fußgelenk	14 P. mit Rückenmarks Verletzung Dehnung mittels Apparat	1 Fuß der Probanden wird Mo-Fr für jeweils 30 Min. tgl. über 4 Wo gedehnt, der andere Fuß ohne Intervention RCT	Keine signifikanten Unterschiede Kein Gewinn an ROM
4.	2000 Fox et al.	Interventionsstudie / Vergleichsstudie. Evidenz: III	Physio-therapie	Verbesserung der Beweglichkeit und Reduktion von Schmerzen im Knie	16 Bew. Messung ROM	Gr. 1: Kniestreckung über 40 Min. an 4 Tagen/Woche über 8 Wochen / 8 Wochen Pause / zweite Gruppe umgekehrt	Keine Verbesserung der Beweglichkeit / keine Schmerzreduktion / 3 Probanden hatten Druckstellen

4

Lfd. Nr.	Jahr / Autoren	Wissenschaftliche Grundlagen	Fach-bereich	Fragestellung	Methode	Interventionen	Erkenntnisstand
5.	2005 Turton u. Britton	Interventionsstudie zur Kontrakturprophylaxe in Ellenbogen-, Handgelenk und Schulter nach Schlaganfall Evidenz: I b	Neurologie Reha	Evaluation der Intervention zur Kontrakturprophylaxe. Dehnen von Finger Handgelenk mittels Schiene, Schulter mittels Dehnlagerung	25 Patienten nach Schlaganfall 13 Patienten in der Interventions-Gruppe tgl. 30 Min. über 12 Wo	Dehnen des Handgelenks, der Finger und der Schulter mittel Schienen und Lagerung sowie Physiotherapie als Standard RCT	Keine praktikable Methode Kein signifikanter Gewinn
6.	2008 Laksim et al.	Übersichtsarbeit Klinische Berichte und Expertenmeinung Evidenz: V	Pflege	Zusammenhänge von Immobilität und deren Komplikationen bei älteren Menschen	Review keine konkreten Angaben	keine	Risikomanagement erfordert Interdisziplinarität und Zusammenarbeit aller Akteure
7.	2008 Wagner et al.	Prävalenzstudie Referierung verschiedener Forschungen Evidenz: III	Pflege	Häufigkeit und Zusammenhänge mit anderen Parametern	Pflegeheim	keine	Prävalenz von Kontrakturen; Risikoerfassung / -Personen/ -Krankheitsbilder / Allgemeine Empfehlungen zur Prävention
8.	2008 Walsh; Roberts u. Bennett	Grundlagenartikel Problemanalyse Mobilitätsverluste im Alter Evidenz: V	Medizin	Ursachen von und Auswirkungen von Einschränkungen der Mobilität	Experten-Meinung / klinische Berichte	keine	Darstellung der Ursachen von Mobilitätseinschränkungen und deren Auswirkung, Beschreibung von Präventionsmöglichkeiten
9.	2008 Bürge et al.	Auswirkungen von Handschienung in Neutralfunktion nach Schlaganfall Evidenz: I b	Physio-Therapie Reha	Vergleich der Ergebnisse in den Gruppen	RCT	Einsatz einer Orthese in Neutral- funktion (Handschiene)	Positiver Effekt auf Schmerzen, jedoch keine Auswirkung auf Beweglichkeit und Ödembildung

Lfd. Nr.	Jahr / Autoren	Wissenschaftliche Grundlagen	Fach-bereich	Fragestellung	Methode	Interventionen	Erkenntnisstand
10.	2008 Robinson et al.	Vergleich zweier Interventionen zur Kontrakturprophylaxe im Fußgelenk Evidenz: I b	Physiotherapie	Vergleich der Ergebnisse	RCT	Rehabilitative Physiotherapie 5 Tage /Woche Nächtliches Tragen einer Gelenkschiene 7 Tage Training auf einem Kipptisch 30-40 Minuten 5 Tage/W	Kein Unterschied in den Ergebnissen erkennbar
11.	2011 Katalinic, Harvey u. Herbert	Review / Literaturstudie 25 Originalarbeiten der Physiotherapie Evidenz: I a	Physiotherapie	Effektivität von Dehnungen bei der Therapie und Prävention von Kontrakturen	Review Datenbanken RCT u. CCT die Stretching als Intervention haben	Gelenkbewegungs- und Dehnübungen	Stretching bis zu 6 Monaten: Kein klinisch relevanter Effekt auf Gelenksmobilität, moderate Ergebnisse, jedoch ohne klinische Relevanz
12.	2010 Sackley et al.	Prospektive Studie nach Apoplexie Prävalenzstudie Vergleich auftretender Komplikationen in unterschiedlichen Settings Evidenz: II b	Reha	Häufigkeit von Komplikationen im Vergleich	Prospektive Studie: 600 P. mit Schlaganfall werden über 1 Jahr auf Komplikationen beobachtet / 122 Pat. entwickeln Komplikationen	keine	Definition v. Kontraktur; Prävalenz im Vergleich der Komplikationen und Settings: Zweithäufigste Komplikation sind Kontrakturen. Im Pflegeheim treten Kontrakturen deutlich häufiger auf als in anderen Settings

Tab. 1: Originalarbeiten zur Prävalenz und zu Interventionen zur Kontrakturprophylaxe

2. Definition, Diagnostik und klinische Bedeutung

Es liegt keine einheitliche, national oder international festgelegte Definition für Kontraktur vor (Gnass et al. 2010), was die Bewertung schwierig macht. Die Autoren der durch den Verfasser gesichteten Studien definieren allesamt für sich die Kontraktur, um eine Arbeitsgrundlage zu haben. In Tabelle 7 sind einige Aussagen verschiedener Autoren zusammen gefasst (Fox et al. 2000; Harvey et al.; 2000 Mollinger u. Steffen 1993; Rabiner et al. 1995; Wagner et al. 2008), die das Spektrum insgesamt wieder gibt. Rabiner et al. (1995) beziehen sich bei ihrer Definition auf eine offizielle Stelle, das Health Care Financing Administration´s Office of Research and Demonstration. Alle weiteren Autoren geben keine Quellen an.

Autoren	Begriffsbestimmung Kontraktur
Fox et al. 2000	... zunehmender Widerstand gegen passive Bewegung als Ergebnis von fibrösem Umbau der Muskel oder Gelenke oder durch Störung der Muskelfasern mit multifaktorieller Ursache.
Harvey et al. 2000	... wachsender Gelenkwiderstand gegen passive Bewegung, der durch unfreiwillige Muskelinaktivität über eine längere Zeitspanne entstanden ist.
Mollinger u. Steffen 1993	... der Verlust oder eine Einschränkung der Gelenkbeweglichkeit (ROM).
Rabiner et al. 1995	... eine Gelenkdeformation, die verhindert, dass das volle Bewegungsausmaß dieser Extremität noch erreicht wird
Wagner et al. 2008	... Mangel an vollständiger Aktivität oder des passiven Bewegungsgrades (PROM) von Gelenken, Muskeln oder des Gewebes. Kontrakturen können als Prädiktor für weitere Funktionseinschränkungen gesehen werden.
Turton u. Britten 2005	... Verlust an Gelenkbeweglichkeit (ROM) oder ein zunehmender Widerstand gegen passive Bewegung.

Tab. 2: Begriffsbestimmungen zu Kontrakturen in verschiedenen Publikationen (Überset- zung aus dem Englischen d. Verfasser)

Im Wesentlichen entsprechen diese Definitionen den Begriffsbestimmungen und lassen sich in der Beschreibung nach Kisner und Kolberg (2010) zusammenfassen: Eine Kontraktur stellt eine adaptive Verkürzung der Muskel-Sehnen-Einheit und sonstiger Weichteilgewebe, die ein Gelenk umgeben oder kreuzen, dar. In der Folge zeigt sich ein erheblicher Widerstand gegen passive und aktive Dehnung und eine Einschränkung des Bewegungsumfanges. Abhängig vom Ausmaß ist eine Einschränkung funktioneller Fähigkeiten möglich. Es kann zu einem teilweisen bis vollständigem Verlust der Bewegungsfähigkeit in diesem Gelenk kommen.

Weitaus schwieriger scheint die differenzierte Diagnostik, weil keine Übereinstimmung besteht, ab wann eine Einschränkung der Beweglichkeit, insbesondere bei der Zielgruppe der mobilitätseingeschränkten Bewohner, als Kontraktur gelten kann. Hier folgt der Verfasser den Ausführungen von Gnass et al. (2010). Mollinger et al. (1993) halten eine Bewegungseinschränkung erst ab 6 Grad für messbar, Fox und Richardson (2000) und Mosley et al. (2005) sprechen erst ab einer Bewegungseinschränkung von 5 – 10° von einer klinischen Relevanz und wählen ab dann die begriffliche Zuordnung Kontraktur. Wingen- feld et al. (2011) geben für die Feststellung einer Kontraktur die Vorgabe, dann von einer Kontraktur zu sprechen, wenn der Bewohner das Gelenk nur einge- schränkt oder nur unter Schmerzen bewegen kann, oder wenn das passive Bewegen des Gelenks durch eine Pflegeperson nur eingeschränkt oder nur unter Schmerzen möglich ist (ebenda). Auszuschließen ist dabei, dass die Bewegungseinschränkung Folge einer akuten Verletzung des Bewe- gungs- und Stützapparates (Stauchung, Fraktur, OP-Folge) ist (ebenda). Dar- über hinaus zeigt sich, dass die Einschätzung über das Vorliegen einer Kon- traktur durchaus unterschiedlich ausfallen kann. Die Schwierigkeit, insbesonde- re schwach ausgeprägte Kontrakturen zu erkennen, zeigen Wingenfeld et al. (2011) in ihrer Untersuchung auf. Dazu wurden in zwei Pflegeheimen bei insge- samt 58 Bewohnern unabhängig voneinander Einschätzungen von Kontraktu- ren durch Pflegepersonen und Physiotherapeuten erhoben, um die Überein- stimmung der Beurteilung zu ermitteln. Hinsichtlich der Frage, ob eine Kontrak- tur vorliegt, deckten sich die Einschätzungen der beiden Berufsgruppen zu 74,1% (ebenda, S. 232). Bezogen auf die einzelnen Kontrakturen (Hüft-, Knie-, Sprung- und Ellenbogengelenk) zeigten sich teilweise größere Abweichungen (69-79,3% Übereinstimmung), wobei die höchste Übereinstimmung im Ellenbogengelenk lag. Bei der Fehleinschätzung handelte es sich vor allem um das Nichterkennen einer Kontraktur. Seltener wurde von Pflegepersonen das Vorliegen einer Kontraktur angegeben, die nach Einschätzung der Physiotherapeuten nicht vorlag. Zwischen den beiden Einrichtungen unterschied sich der Grad der Einschätzung nicht wesentlich. (ebenda, S.232f). Wingenfeld und Kollegen unterstellen, dass Physiotherapeuten aufgrund ihrer fachlichen Qualifikation in diesem Bereich treffsicherer als Pflegepersonen sind (ebenda). Die Autoren geben nicht an, wie die Einschätzung vorgenommen wurde. Da keine weiteren Angaben gemacht werden, geht der Verfasser von einer visuellen Einschätzung aus. Davis (2002) empfiehlt die visuelle Einschätzung, macht jedoch die Schwierigkeit der Einschätzung des Bewegungsausmaßes deutlich und weißt darauf hin, dass immer ein Seitenvergleich gemacht werden muss. Bei einseitiger Kontraktur kann die andere Seite als Ausgangswert genutzt werden. Die Autorin weißt explizit darauf hin, dass zur Differentialdiagnostik eine Bewegungseinschränkung durch einen Hypertonus der Muskulatur, oder eine Bewegungshemmung durch Schmerzen (pain inhibition) ausgeschlossen werden muss (ebenda). Neben Davis (ebenda) finden sich nur bei Wingenfeld et al. (2011) differentialdiagnostische Angaben.

Kontrakturen haben eine hohe klinische Bedeutung. Für die Betroffenen geht das Vorhandensein von Kontrakturen mit Problemen in fast allen Aktivitäten des täglichen Lebens (ATL) einher. Rabiner et al. (1995) konstatieren eine Abhängigkeit in sieben Aktivitäten des täglichen Lebens bei Bewohnern mit Kontrakturen. Eine nicht näher beschriebene Bewegung der Arme konnten 69% der Bewohner mit Kontrakturen nicht durchführen, während 19% der Bewohner ohne Kontraktur dazu nicht in der Lage waren. Fox und Richardson (2000) beschreiben, dass Bewohner mit Mobilitätseinschränkungen von Pflegeheimen oder in der Langzeitversorgung durch das Auftreten von Kontrakturen eine weitere Einschränkung der selbstständigen Mobilität erfahren und sich der Hilfebedarf im Vergleich mit Personen ähnlicher Grundproblematik jedoch ohne Kontrakturen deutlich erhöht. Insbesondere beim Positionswechsel im Bett, bei Transfers im und aus dem Bett, bei der Körperpflege, dem Zubereiten und Anreichen von

Nahrung sowie bei Toilettengängen (ebenda, S.364). Schnur und Ada (2006) konstatieren in ihrer Untersuchung zur Entwicklung von Kontrakturen im Bereich des Arms nach Apoplex ähnlich wie zuvor Fox et al., heben aber besonders die Schwierigkeit beim An- und Auskleiden und bei der Körperpflege hervor (ebenda, S. 129). In beiden Publikationen wird beschrieben, dass Kontrakturen mit Schmerzen einhergehen, was durch andere Autoren (Mollinger und Steffen 1993; Rabiner et al. 1995; Wagner et al. 2008) bestätigt wird. Fox und Richardson (2000) weisen zusätzlich darauf hin, dass das Auftreten von Dekubitalulcera mit Kontrakturen assoziiert ist (ebenda, S. 364).

Für die Durchführung der Pflege ergeben sich hieraus ein zeitlich und personeller Mehraufwand, weil die alltäglichen Verrichtungen am Bewohner mehr Assistenz durch Pflegepersonen bedürfen. Insbesondere im Bereich der Hygiene ergeben sich Schwierigkeiten dadurch, dass die teilweise Steife der Gelenke die Körperpflege erschwert oder die Durchführung für die Bewohner schmerzhaft ist (ebenda).

3.   Prävalenz von Kontrakturen

Kontrakturen gelten als ein häufig auftretendes Problem in der Versorgung von mobilitätseingeschränkten Bewohnern von Pflegeheimen. Bezüglich der Prävalenz liegen jedoch nur wenige Daten vor. Fox und Richardson (2000) geben aufgrund ihrer Recherche für die USA eine Prävalenz von 24% - 75% für Kontrakturen an. Dabei nennen sie Kontrakturen am Knie als eine der am häufigsten auftretenden Kontrakturen. Mollinger und Steffen (1993) untersuchen 112 Bewohner von Pflegeheimen auf das Vorliegen einer Kniegelenkskontraktur. Die Erhebung erfolgt mittels 360-Grad-Goniometer. Dabei stellen die Autoren bei 98 der Bewohner (87,5%) eine Einschränkung im ROM fest. Nur 14 Personen (12,5%) hatten einen vollen Bewegungsumfang. Rabiner et al. (1995) haben in ihrer Untersuchung die Prävalenz von Kontrakturen bei 161 Bewohnern eines Pflegeheimes erhoben. Alle Bewohner haben einen erhöhten Pflegebedarf. Die Daten werden der Pflegedokumentation entnommen. Bei 43 der Bewohner (26,7%) war eine Kontraktur dokumentiert. Kontrakturen der Hand (Finger) und des Handgelenk werden bei 20 Bewohnern (12,2%) erhoben und sind die am häufigsten auftretenden Kontrakturen, gefolgt von Kontrakturen am Kniegelenk (9,2%) und am Ellbogengelenk (6,7%). Kontrakturen am Sprunggelenk wurden bei 10 Bewohnern (6,2%) festgestellt (ebenda, S. 4). Wagner et al. (2008) nennen ein Online-Befragung von 2005, wonach 28,9% der Bewohner von Pflegeheimen in den USA eine Kontraktur aufweisen. In einer eigenen Untersuchung (ebenda) finden die Autoren bei 167 von 273 Bewohnern (61,2%) in verschiedenen Pflegeheimen Kontrakturen, wobei 124 Bewohner (45,4%) multiple Kontrakturen aufweisen. Auf die oberen Extremitäten entfallen 143 Kontrakturen (52,4%), auf die unteren Extremitäten entfallen 132 Kontrakturen (48,4%). Dabei entfallen auf das Schultergelenk 120 (44.0%), auf das Ellenbogengelenk 58 (21,2%) und das Handgelenk und die Hand 56 Kontrakturen (20,5%). Auf das Hüftgelenk entfallen 73 Kontrakturen(26,7%), auf das Kniegelenk 120 (44.0) und auf das Fußgelenk 53 Kontrakturen (19,3%) (ebenda, S. 261). Sackley et al. (2008) untersuchen in einer prospektiven Studie auftretende Komplikation bei Patienten nach Schlaganfall. Die Untersuchungsteilnehmer wurden aus dem National Stroke Register rekrutiert und wurden unmittelbar nach dem Krankheitseintritt in die Untersuchung aufgenommen. Aufgenommen wurden nur Probanden ohne primäre Demenzdiagnose. Das Durchschnittsalter war 76 Jahre. Von den 122 Untersuchungsteilnehmern hatten nach 12 Monaten 120 Probanden Komplikationen. Kontrakturen werden als zweithäufigste Komplikation bei 73 (60%) genannt (ebenda, S. 3333). Die Städtischen Seniorenheime Krefeld (2011, unveröffentlicht) führen seit Januar 2011 eine monatliche Prävalenzerhebung in den vier Pflegeheimen zu Kontrakturen durch. Im April 2011 werden bei 98 von 360 Bewohnern eine oder mehrere Kontrakturen festgestellt, was eine Prävalenz von 27,2% bedeutet. Insgesamt liegen 396 Kontrakturen vor (vgl. 3.1.1). Die Bewertung wird nach dem klinischen Bild vorgenommen, visuell durch Seitenvergleich und manuell durch Bewegungstests. Nicht einbezogen werden Kontrakturen, die bei Diabetikern in den Fußzehengrundgelenken bestehen, oder die durch eine Dupuytrensche Erkrankung entstehen. In dem Erhebungszeitraum von vier Monaten ist nur eine Kontraktur im Pflegeheim entstanden. Die Untersucher gehen davon aus, dass der größere Teil der Bewohner bereits mit einer oder mehr Kontrakturen eingezogen sind.

Das lässt sich jedoch aufgrund der Dokumentation nicht belegen, da kein entsprechender Status erhoben wird.

Wingenfeld et al. (2011) haben im Rahmen ihrer Arbeit untersucht, wie viele der neu eingezogenen Bewohner im Untersuchungszeitraum von sechs Monaten eine Kontraktur entwickeln. Dabei wurden aus wissenschaftsmethodischen Gründen nur Kontrakturen an Hüft-, Knie,- Sprung- oder Ellenbogengelenk erfasst, weil deren Beweglichkeit relativ gut ohne technische Apparaturen (Goniometer) zu erfassen sind. Von 348 neu eingezogenen Bewohnern haben 41 Bewohner (11,8%) in den ersten sechs Monaten nach Einzug eine Kontraktur entwickelt. Die Anteilwerte in den zehn einbezogenen Pflegeheimen schwanken zwischen 5,4% und 27%.

Yip et al. (1996) untersuchen in ihrer Studie 222 Bewohner hinsichtlich möglicher Kontrakturen. Bei 121 der Probanden (55%) wurden eine oder mehrere Kontrakturen nachgewiesen. 88 der 121 Bewohner zeigten eine oder mehrere Kontrakturen der oberen Extremitäten (Ellenbogen-, Hand- und Fingergelenke) und 67 eine oder mehrere Kontrakturen der unteren Extremitäten (Hüft-, Knie- und Fußgelenke). Kontrakturen an Ellenbogen (53%) und am Knie (50%) waren am häufigsten. Die häufigsten Krankheitsdiagnosen der Bewohner waren demientielle Erkrankung oder Schlaganfall.

Zusammenfassend kann gesagt werden, dass die Prävalenz von Kontrakturen bei Bewohnern von Pflegeheimen zwischen 26,7% (Rabiner 1995) und 87,6% (Mollinger und Steffen 1993) schwanken. Die einzige vorliegende Erhebung aus Pflegeheimen in Deutschland zeigt eine Prävalenz von 27,2% (Städtische Seniorenheime Krefeld 2011).

4. Risikoerhebung

Ein Assessmentinstrument, das direkt nach einem Kontrakturrisiko sucht, findet sich in den wissenschaftlichen Untersuchungen nicht. Die Untersucher orientieren sich zumeist an medizinischen Diagnosen oder nehmen eine Einschätzung der Mobilität bzw. Mobilitätseinschränkung über die schon genannten Assessmentinstrumente vor und nähern sich so der Frage nach einem möglichen Kontrakturrisiko. Aus den Studien lassen sich Prädiktoren und

Risiken ableiten, die in den folgenden Ausführungen erarbeitet werden. Immobilität gilt grundsätzlich als massives Kontrakturrisiko. Amann (2009) referiert eine Fall-Kontrollstudie von Selikson et al. (1988; zit. nach Amann 2009, S.17-18) bei 80 Bewohnern eines Pflegeheims in den USA zur Fragestellung der Immobilität und Kontrakturentstehung. 34 Bewohner wurden als immobil bezeichnet, wobei 24 als "schwer eingeschränkt" und 10 als „leicht eingeschränkt". In der Fallgruppe entwickelten 24 Bewohner (70,6%) eine Kontraktur, in der Kontrollgruppe gab es keine Kontraktur. Rabiner et al. (1995) haben in ihrer Untersuchung die Daten von 161 Bewohnern hinsichtlich vorhandener Kontrakturen und der Kontrakturlokalisation ausgewertet (vgl. 4.2), und weitere Daten zur Demographie, zum medizinischen Status und zu sonstigen funktionellen und kognitiven Besonderheiten gewonnen, um diese Informationen von Bewohnern mit Kontrakturen dann mit denen von Bewohnern ohne Kontraktur zu vergleichen. Die Daten zu Kontrakturen und zu medizinischen Diagnosen wurden durch die Dokumentation generiert, die Daten zu den sonstigen Einschränkungen wurden mittels Minimum Data Set+ (MDS+), einem funktionellen Assessment, erhoben. Es gab in den beiden Gruppen keine signifikanten Altersunterschiede, jedoch waren mehr Frauen (88,10%) in der Gruppe mit Kontrakturen anzutreffen als in der Gruppe ohne Kontrakturen (70,69%). Die Bewohner mit Kontrakturen lebten im Durchschnitt bedeutend länger im Pflegeheim (29,62 Monate) als die Bewohner ohne Kontrakturen (10,93 Monate). Es wird keine Signifikanz bei den medizinischen Diagnosen Morbus Alzheimer und Demenz (ohne Differenzierung) angegeben, während eine Signifikanz in dem Bereich „starke kognitive Beeinträchtigung" besteht, ohne dass definiert wird, was darunter zu verstehen ist und wo die Trennschärfe liegt. Auch bei zurückliegender hüftgelenksnaher Fraktur (in den letzten 180 Tagen) war kein signifikanter Unterschied zu sehen, ebenso bei dem Krankheitsbild der Arthritis. Eine hohe Signifikanz zeigte sich in den Aktivitäten des täglichen Lebens, in denen Bewohner mit Kontrakturen eine deutlich höhere Abhängigkeit zeigen (ebenda, S. 4 ff). In der nachfolgenden Tabelle sind die signifikanten Unterschiede in den medizinischen Diagnosen und sonstigen Beeinträchtigungen der beiden Gruppen festgehalten (Tab. 3).

Med. Diagnosen Beeinträchtigung	Bewohner mit Kontraktur	Bewohner ohne Kontraktur
Schlaganfall / CVA	46,86 %	26,09 %
Morbus Parkinson	14,29 %	0,87 %
starke kognitive Beeinträchtigung	56,10 %	24,35 %
Balancestörung	83,33 %	70,22 %
Hemiplegie	38,84 %	15,52 %
kaum selbstständige Armbewegungen	68,73 %	19,09 %
geringe Handkraft	78,13 %	18,45 %
kaum selbstständige Beinbewegungen	65,63 %	31,19 %
reduzierte Rumpfbewegungen	79,41 %	19,82 %
Unsicherheit im Gangbild / der Stabilität	34,38 %	74,76 %
kaum selbständiges Umhergehen	56,25 %	12,62 %

Tab. 3: Diagnosen und Beeinträchtigungen im Vergleich von Bewohnern mit Kontrak- tur und ohne Kontraktur nach Rabiner et al. 1995

Diese Angaben werden durch Wagner et al. (2008) weitgehend bestätigt. Lediglich in der medizinischen Diagnose „Arthritis" findet sich bei Wagner et al. (ebenda) mit 52% zu 23% eine höhere Prävalenz in der Gruppe der Bewohner mit Kontraktur. Auch im Bereich „Fraktur" weichen die beiden Ergebnisse voneinander ab, wobei Wagner et al. (ebenda) keine Angaben machen, um welche Fraktur es sich handelt. Zusätzlich erheben Wagner et al. (ebenda) die Harninkontinenz, die in der Gruppe der Bewohner mit Kontrakturen 147 (88%) zu 78 (73,6%) deutlich höher war. Die Einnahme von Psychopharmaka (101 / 60,5% zu 62 / 58,5%) und Analgetika (66 / 39,5% zu 39 / 36,8%) sind mit Kontrakturen assoziiert. Die Autoren konsternieren auch einen deutlichen Zusammenhang zwischen Demenzerkrankungen und Kontrakturen, was Rabiner et al. (1995) nicht beschreiben, was jedoch durch andere Arbeiten bestätigt wird (vgl. Amann 2009; Mollinger und Steffen 1993; Yip 1996). Yip et al. (1996) finden bei 222 Bewohnern von Pflegeheimen mit Kontrakturen am häufigsten die Diagnosen dementielle Erkrankung oder Schlaganfall. 164 (73,9%) der Probanden litten entweder an beiden oder an einer der Erkrankungen. Die übrigen Untersuchungsteilnehmer (26,1%) hatten verschiedene andere Erkrankungen wie Morbus Parkinson, Multiple Sklerose, Amputationen, Depressionen und andere. Bei 121 Bewohnern (55%) wurde eine Kontraktur nachgewiesen (vgl. 4.2). Mollinger und Steffen (1993) fassen unter der Bezeichnung „Organic Brain Syndrom" (OBS) Erkrankungen wie Schlaganfall, Morbus Parkinson, Multiple Sklerose, Depression und dementielle Erkrankungen zusammen. In einem Pflegeheim in den USA untersuchen die Autoren 112 Bewohner auf Knieflexionskontrakturen. 50% der Untersuchungsteilnehmer litten an einer der vorgenannten unter OBS zusammengefassten Erkrankung, 32% an einer rheumatischen Krankheit und 12% Zustand nach gelenksnaher Hüftfraktur. Kniegelenkskontrakturen korrelieren nach Mollinger und Steffens (ebenda, S. 438) deutlich mit Demenzerkrankungen (ohne Spezifikation), erhoben nach Short Minimental Status Questions (SPMSQ), mit Rheumaerkrankungen und vorhergegangener Hüftfraktur. Sakley et al. (2008) untersuchen in einer prospektiven Studie die Häufigkeit verschiedener Komplikationen bei Patienten mit Schlaganfall (vgl. 4.2) und stellen fest, dass 60% der Untersuchungsteilnehmer im Untersuchungszeitraum von 12 Monaten eine oder mehrer Kontrakturen entwickelt haben. Keiling et al. (2008) referieren unter „Ärztliche und pflegerische Therapien, die ein Kontrakturrisiko erhöhen" eine Arbeit von King (2006 in: Keiling et al. 2008, S. 10) wonach sedierende Medikamente oder eine zu geringe Dosierung von Schmerzmedikation das Kontrakturrisiko erhöhen. Aus derselben Arbeit werden „Fixierung von Körperteilen, z.B. bei Verwirrtheit" (ebenda, S. 10) als weiteres Kontrakturrisiko genannt. Die Autoren benennen zudem unter demselben Punkt „Fehlende Anregung der Wahrnehmung bei Bettlägerigkeit" (ebenda) als Risiko und berufen sich dabei auf Bienstein und Fröhlich (2003 in: Keiling et al. 2008) und deren Konzept der Basalen Stimulation. Risse (1996) thematisiert die Kontrakturentstehung im Zusammenhang mit pflegerischer Lagerung, die mit einer Bewegungseinschränkung von möglichen Spontanbewegungen einhergeht (fixierte Lagerung; Anm. des Verfassers), sowie mit Fehllagerungen und/oder Weichlagerung, die insbesondere Beugekontrakturen fördern (ebenda, S. 22). Schröder et al. (1996) beschreiben den Zusammenhang ebenfalls im Kontext von Lagerungen zur Dekubitusprophylaxe und beziehen sich auf Erkenntnisse der Basalen Stimulation (ebenda, S. 115). Zegelin (2010) greift Aspekte der Wahrnehmungsreduktion im Zusammenhang mit der Entstehung von Bettlägerigkeit und Mobilitätseinschränkung auf und bezieht sich auf Fröhlich (ebenda, S. 33ff).

Aus den Ausführungen in diesem Teil der Arbeit lässt sich ableiten, dass die Kontrakturentwicklung sowohl mit medizinischen Diagnosen, funktionellen Einschränkungen und iatrogenen und pflegerischen Maßnahmen korreliert.

5. Interventionen

In der Bewertung und kritischen Würdigung der Interventionen zur Kontrakturprophylaxe werden für diese Arbeit vorwiegend Maßnahmen betrachtet, die für die Zielgruppe der mobilitätseingeschränkten Bewohner von Pflegeheimen in Frage kommen. Dabei haben sich aus der deutschsprachigen Pflegeliteratur die Maßnahmen des passiven Durchbewegens von Gelenken, das Dehnen von Gelenken und die Lagerung in physiologischer Mittelstellung als bevorzugt herausgestellt (vgl.3.4). Der Auftrag für diese Arbeit ist, diese Interventionen einer kritischen Bewertung zu unterziehen und gegebenenfalls eine Neubewertung vorzunehmen.

i. Durchbewegen der Gelenke

Die Maßnahme wird in allen Fach- und Lehrbüchern für Pflegeberufe vertreten (vgl. 3.4). In der gesichteten wissenschaftlichen Literatur findet sich nur eine Interventionsstudie hierzu, die Hackauf (2004) referiert. Kaegi et al. (Kaegi et al. 1995: nach Hackauf 2004), untersuchen das passive Durchbewegen an 29 Probanden zwischen 30 und 90 Jahren. Die Probanden haben keine oder kaum Eigenbewegung im jeweils untersuchten Gelenk. Es werden zwei Gruppen gebildet. In der Interventionsgruppe erhalten die Probanden zwei Mal wöchentlich passive Bewegungsübungen über zwei Monate. Es konnte kein signifikanter Unterschied zwischen der Interventionsgruppe und der Kontrollgruppe festgestellt werden. Laksmi et al. (2008) beschreiben diese Methode sowohl als aktive

Maßnahme durch die Bewohner, als auch passive Maßnahme durch die Pflegeperson oder assistierend mit Unterstützung der Pflegeperson. Dabei sollen die Maßnahmen möglichst in den normalen Alltag oder in Pflegehandlungen eingebunden werden, etwa bei der Körperpflege. Aktiv führen die betroffenen Bewohner die Übungen entsprechend ihrer Möglichkeiten durch. Das passive Durchbewegen wird als langsames Bewegen der Gelenke und Anziehen und Strecken der Beine und Arme beschrieben (ebenda; vgl. auch Scheffel und Hantikainen 2011). Kisner und Colberg (2010) sprechen beim Durchbewegen der Gelenke zur Kontrakturprophylaxe innerhalb der Physiotherapie als einer passiven manuellen Therapietechniken und einer geführten Bewegung über mehrere Gelenke, die für die Behandlung von Gelenken und dem mit ihnen verbundenen Weichteilgewebe eingesetzt werden. Die Techniken werden mit unterschiedlichen Geschwindigkeiten und Amplituden unter Ausnutzung der physiologischen Bewegungen oder Mitbewegungen angewendet (ebenda, S. 37 und 120). Verschieden Autoren (Davis 2002; Kisner und Kolberg 2010; Runge und Rehfeld 2001) weisen darauf hin, dass die scheinbar harmlose Maßnahme durchaus Gefahren birgt. Bei Schlaganfallpatienten kann passives Durchbewegen sogar zu Kontrakturen beitragen. Als Ursache werden Mikrotraumen durch Überdehnung bei Ausfall der Antagonisten vermutet (vgl. Davis 2002; Runge und Rehfeld 2001). Besondere Zurückhaltung bei passiven Bewegungsübungen ist bei fehlender Schmerzempfindung durch Medikamente, Sensibilitätsstörungen oder Koma geboten (Fromault und Löslein 2010).

ii. **Dehnen der Gelenke**

Beim Dehnen werden Strukturen des Weichteilgewebes über die zur Verfügung stehende Länge hinaus bewegt, um den Bewegungsumfang zu erhalten oder zu erhöhen. Übungen zum Bewegungsumfang finden innerhalb der Gewebedehnbarkeit statt um die zur Verfügung stehende Gewebelänge zu erhalten (Frommelt und Lösslein 2010). Harvey et al. (2000) haben eine Interventionsstudie bei 14 Probanden mit Para- und Tetraplegie nach Rückenmarksverletzung durchgeführt. Vor Beginn der Intervention und im Abstand von zwei, vier und fünf Wochen werden die Füße der Probanden in einer entsprechenden Vorrichtung auf ihr Bewegungsausmaß (ROM) hin und zur Erfassung des passiven Widerstands (TROM) gemessen. Einer der Füße der Probanden wird für die Untersuchung in einer entsprechenden mechanischen Vorrichtung in die maximale dorsale Dehnung gebracht und so 30 Minuten gehalten. Der gegenüberliegende Fuß bleibt ohne Maßnahme. Die Intervention wird vier Wochen lang an allen Werktagen durchgeführt. Das Dehnen hat keinen Unterschied im Bewegungsgrad ROM) und im passiven Widerstand (TROM) erbracht. Tortun und Britton (2005) haben für eine Interventionsstudie zur Kontrakturprophylaxe im Schultergelenk, im Ellenbogengelenk, im Handgelenk und den Fingergelenken insgesamt 25 Probanden nach Schlaganfall rekrutiert. Es werden zwei Gruppen gebildet. Bei 13 Probanden werden Dehnungen vorgenommen, die Kontrollgruppe erhält keine Interventionen. Im Schultergelenk wird die Dehnung so vorgenommen, das der Proband dazu in einen Stuhl gesetzt und so platziert wird, dass der gestreckte Arm über das Schulterniveau hinaus gelagert wird. Das Ellenbogen- und Handgelenk sowie die Fingergelenke werden über eine Orthese gedehnt. Die Intervention wird täglich 30 Minuten über 12 Wochen durchgeführt. Der Schlaganfall lag am Beginn der Maßnahme vier bis acht Wochen zurück. Die Compliance der Untersuchungsteilnehmer wird als sehr unterschiedlich angegeben, jedoch wird nicht dargestellt, dass Probanden die Untersuchung verlassen hätten. Die betreuenden Pflegepersonen wurden in die Vorgehensweise eingewiesen und haben die Maßnahmen dann zusammen mit Physiotherapeuten durchgeführt. Die Intervention hatte keinen signifikanten Effekt und kann aus Sicht der Autoren als nicht nützlich angesehen werden. Katalinic et al. (2011) referieren in einer Literaturstudie 25 Originalarbeiten aus dem Bereich der Physiotherapie, die Stretching (Dehnen) als Intervention behandeln. Das Dehnen wird in den gesichteten Arbeiten bis zu sechs Monate in unterschiedlicher Form durchgeführt. Im Ergebnis wird gesagt, dass die Arbeiten mit qualitativ geringerer Evidenz einen geringen Effekt auf den Bewegungsgrad feststellen. Die Arbeiten mit mittlerer bis hoher Evidenz stellen einen sehr geringen bis gar keinen Effekt auf die Gelenkbeweglichkeit, Schmerzreduktion oder Spastizität fest. Die Autoren (ebenda) konstatieren, dass die Intervention des Dehnens von Gelenken keinen klinisch relevanten Effekt für Personen mit neurologischen Erkrankungen hat. Robinson et al. (2008) vergleichen in ihrer Studie zwei Interventionen zur Prophylaxe der Kontraktur im Fußgelenks. Die Teilnehmer sind Schlaganfallkranke, das Ereignis liegt maximal drei Wochen zurück. Die erste Gruppe mit 16 Probanden erhält eine maximale Dorsalflexion im Fußgelenk auf einem Kipptisch in der Abteilung für Physiotherapie über 30 Minuten fünf Mal pro Woche. Die zweite Gruppe mit 14 Teilnehmern trägt über Nacht sieben Mal pro Woche eine Schiene, die das Gelenk ebenfalls in maximaler Dorsalflexion hält. Die Intervention wird für vier Wochen durchgeführt. Das Ergebnis der Beweglichkeit im Gelenk ist in beiden Gruppen gleich. Nach weiteren sechs Wochen ohne Intervention wird eine Kontrolle durchgeführt. In der ersten Gruppe (Kipptisch) werden 13 Probanden und in der zweiten Gruppe (nächtliche Schiene) werden 11 Probanden untersucht. In beiden Gruppen war jetzt ein geringerer Bewegungsgrad messbar. Im Vergleich zeigt das Ergebnis sowohl nach vier als auch nach zehn Wochen keinen Unterschied in den beiden Gruppen, sodass beide Methoden als gleichwertig gelten können. Der Effekt des Bewegungsausmaßes ist jedoch ohne Intervention nicht zu halten.

Aus Sicht der Neurorehabilitation und Physiotherapie nennen Fromault und Löslein (2010) sowie Kisner und Colberg (2010) Kontraindikationen für die Durchführung von Dehnungsinterventionen:

1. knöchernes Endgefühl schränkt die Beweglichkeit ein
2. kurz zurückliegende Fraktur oder nicht abgeschlossene Heilung, ggf. Fehlstellung
3. Entzündungen oder infektiöse Prozesse im Gelenk oder im Umgebungsgewebe
4. Schwellungen
5. Schmerzen – bereits vorhandene oder beim Dehnen auftretende
6. Hämatome, oder andere Gewebetraumata
7. verkürztes Weichteilgewebe sorgt für die notwendige Gelenkstabilität anstelle der normalen strukturellen Stabilität oder neuromuskulärer Kontrolle

8. verkürztes Weichteilgewebe ermöglicht es einem Patienten mit Lähmung oder ausgeprägter Muskelschwäche, seine funktionelle Tätigkeit auszuführen, die andernfalls nicht möglich wären.

nach Fromault und Löslein (2010); Kisner und Colberg (2010)

iii. Positionierung in physiologischer Mittelstellung

Es liegen keine Untersuchungen zum Lagern in physiologischer Mittelstellung vor, obwohl diese Maßnahme in allen Fach- und Lehrbüchern beschrieben wird. Bürge et al. (2008) untersuchen den Effekt von Handschienen auf Beweglichkeit, Ödembildung und Schmerzen im Handgelenk bei Probanden nach Schlaganfall. Es werden eine Interventionsgruppe und eine Kontrollgruppe mit jeweils 15 Teilnehmern gebildet. Für die Intervention wird das Handgelenk mittels Schiene in die Neutralstellung gebracht, was bei diesem Gelenk der physiologischen Mittelstellung entspricht. Die Intervention wird 6 Stunden täglich über 13 Wochen durchgeführt. Die Beweglichkeit im Handgelenk (ROM) wird durch das Assessment nach Fugl-Meyer, einem speziellen Assessment für die Physiotherapie bei Schlaganfallkranken, erhoben. Für die Einschätzung der Ödeme wird eine einfache Umfangmessung mit Metermaß durchgeführt, und das Schmerzempfinden in Ruhe über eine Schmerzskala (analog scale). Am Beginn der Intervention klagen zwei der Teilnehmer in jeder Gruppe über Schmerzen im Handgelenk. Nach 13 Wochen klagen acht Teilnehmer der Kontrollgruppe und ein Teilnehmer der Interventionsgruppe über Handgelenksschmerzen. Die Beweglichkeit des Handgelenks und das Ausmaß der Ödeme sind in beiden Gruppen gleich. Als Ergebnis konstatieren die Autoren, dass es durch die Positionierung in dieser Gelenksstellung zu einem präventiven Effekt auf Schmerzen, jedoch nicht auf das Bewegungsausmaß und Ödeme kommt.

iv. Sonstige Interventionen

Eine Sonderstellung nimmt die Untersuchung von Fox et al. (2000) ein. Die Intervention wird bei vorhandener Kniegelenkskontraktur durchgeführt. Die Studie wird hier aufgenommen, weil es sich um eine Intervention handelt, die innerhalb der Pflegeberufe auch zur Kontrakturprophylaxe empfohlen wird (vgl. 3.4; Andreae et al. 2001). Fox et al. (2000) führen ein „bed positioning program"

20

(BPP) für Bewohner mit Beugekontrakturen am Knie durch. Insgesamt nehmen 16 Probanden an der Untersuchung teil. Die Probanden werden mit je 8 Teilnehmern einer Interventionsgruppe und einer Kontrollgruppe zugeordnet. Alle Teilnehmer haben hohe kognitive und funktionelle Einbußen. Die Intervention besteht darin, dass Kniegelenke der Probanden maximal gedehnt und in dieser Dehnung 40 Minuten gehalten werden. Dazu wird das Bein mittels straff gespannten Betttuchs fixiert. Es handelt sich also um eine fixierte Dehnung. Die Maßnahme wird vier Mal wöchentlich über acht Wochen durchgeführt. Wöchentlich werden eine Kontrolle des Bewegungsausmaßes (ROM), eine Schmerzeinschätzung und eine Hautinspektion im Kniebereich durchgeführt. Während des Verlaufs der Intervention findet sich keine Veränderung im Bewegungsausmaß. Nach Abschluss der Studie ergibt sich keine Veränderung im Bewegungsausmaß (ROM) und keine Reduktion von Knieschmerzen in der Interventionsgruppe und im Vergleich mit der Kontrollgruppe. Drei Probanden hatten durch die Intervention Druckstellen. Vor der Durchführung ihrer Studie haben die Autoren mittels semistrukturiertem Fragebogen 21 Physiotherapeuten eines Krankenhauses für chronisch Kranke zu dieser Methode befragt. 18 der Befragten halten demnach diese Methode für sinnvoll in der Anwendung bei Patienten ohne Kontraktur und mit gering ausgeprägter Kontraktur und empfehlen eine vier Mal wöchentliche Durchführung von 20 - 60 Minuten Dauer. Die Befragten gehen davon aus, die Intervention habe eine Verbesserung des der passiven Beweglichkeit (PROM) zur Folge und könne mittels Goniometer nachgewiesen werden. Diese Annahme hat sich durch die nachfolgende Studie (Fox et al. 2000) nicht bestätigt.

In einer Untersuchung von Rydwik et al. (2006) wird der Effekt von Bewegungsübungen mit einem Trainingsgerät („Stimulo") zur Durchführung von aktiven und passiven Bewegungen im Bereich des Sprunggelenks bei älteren Menschen untersucht. Es fanden sich keine signifikanten Auswirkungen auf das Bewegungsausmaß und die Bewegungsfähigkeit.

6. Fazit

Deutlich wird, dass die in den Lehr- und Fachbüchern der Pflegeberufe vorge-
stellten Interventionen zur Kontrakturprophylaxe keine wissenschaftliche Grund-
lage haben. Aus jetziger Sicht halten die Lehrinhalte einer kritischen Prüfung
nicht stand und sollten in den Fachpublikationen perspektivisch nicht mehr aufgenommen werden. Kritisch angemerkt werden muss hier unbedingt, dass die
Qualitätsprüfungen entsprechend der Qualitätsprüfungs-Richtlinien, insbesondere die Transparenzkriterien zur Kontrakturprophylaxe (Kriterium T 28), in
dieser Form nicht aufrecht erhalten bleiben können. Abgefragt werden
Interventionen, die sich nach jetzigem Kenntnisstand als falsch und teilweise
kontraindiziert herausstellen. Damit sind die beteiligten Gruppen der
Selbstverwaltung (Kostenträger, Leistungserbringer, berufsständische
Vertretung) dringend auf- gerufen, das Qualitätsprüfverfahren in diesem Punkt
bis auf Weiteres auszuset- zen und schnellstens anzupassen.

Das trifft auch für die Transparenzkriterien in den Prüfungen durch den Medizinischen Dienst zu.

Die Ausführungen zeigen, dass enorme Wissensdefizite bei allen Akteuren zu
Strategien der Kontrakturprophylaxe bestehen. Dieser Herausforderung muss
sich die Berufsgruppe der Pflegenden stellen. Weil Kontrakturen ein großes
gesundheitliches Problem (nicht nur) bei bewegungseingeschränkten Bewohnern von Pflegeheimen darstellen, sollten dringend Studien zu konkreten Interventionen der Kontrakturprophylaxe durchgeführt werden. Da von einer Zu-
nahme alter und pflegebedürftiger Menschen in Deutschland ausgegangen
wird, zeigt sich in diesem Problem auch eine gesundheitspolitische Relevanz.
Das muss sich in einer Diskussion über die Bereitstellung von entsprechenden
Ressourcen zeigen.

Hinsichtlich der Forschungsfrage, welche Strategien geeignet sind, eine evi-
denzbasierte Kontrakturprophylaxe bei mobilitätseingeschränkten Bewohnern

von Pflegeheimen durchzuführen, wirft diese Arbeit mehr Fragen auf, als sie beantworten kann. Die für diese Zielgruppe bisher in den Pflegeberufen gelehrte und durchgeführte Kontrakturprophylaxe, ist nicht evident. Alternativen lassen sich derzeit nicht finden.

Bezogen auf die Übertragbarkeit der Ergebnisse dieser Übersichtsarbeit in die Praxis muss beachtet werden, dass der überwiegende Teil der eingeschlossenen Studien aus anderen Fachbereichen kommt, und wissenschaftlich unterschiedlich bewertet wird. Auch die sprachliche Eingrenzung in deutschsprachige und englischsprachige Veröffentlichungen stellt eine Limitierung dar. Es ist davon auszugehen, dass in anderen Sprachen weitere Untersuchungen vorliegen, die jedoch aus wissenschaftsökonomischen Gründen nicht eingesehen wurden. Sehr sicher können auch bei sorgfältigster Recherche nicht alle Arbeiten erfasst werden, die einen Beitrag zum Thema darstellen. Besonders der Zugriff auf graue Literatur bleibt weitgehend verschlossen.

7. Literaturverzeichnis (inklusive weiterführender Literatur)

Abt-Zegelin, A.; Reuther. S. (2011): Mobil im Pflegeheim. Bewegungs- Förderung. In: Die Schwester Der Pfleger (50) 4: 322-325

Altenpflege Heute (2010): Altenpflege Heute (ohne Namen). München: Urban & Fischer, Elsevier

AltPflG (2009): Altenpflegegesetz. http://www.gesetze-im-internet.de/bundesrecht/altpflg/gesamt.pdf (Zugriff: 20.06.2011.23.10.MEZ)

Amann, M. (2007): Die häufigsten Pflegediagnosen und -interventionen in der Geriatrie und ihre wissenschaftliche Fundiertheit. Gemessen an der Pflegedokumentation. München: Grin Verlag

Amann, M. (2008): Prophylaxen in der Altenpflege. Studienarbeit. München: Grin Verlag

Amann, M. (2009): Umgang mit Kontrakturen bei Pflegeheimbewohnern in Vorarlberg. Magisterarbeit. München: Grin Verlag

Andreae, S.; Hayek, D. von; Weniger, J. (2001): Krankheitslehre für Altenpflegeberufe. Stuttgart: Thieme

AWMF (2011): http://www.awmf.org/service-navigation/suche.html (Zugriff: 20.05.2011.23.10.MEZ)

Bachstein, E. (2007): Praxiswissen Arbeitsrecht für die PDL. Rechtssicherer Umgang mit Mitarbeitern in der Pflege. München: Urban & Fischer

Barmer GEK (Hg.)(2010): Barmer GEK Pflegereport 2010. Schwerpunktthema Demenz und Pflege. Schwäbisch Gmünd

Bartholomeyczik, S. (2009) Standardisierte Assessmentinstrumente: Verwendungsmöglichkeiten und Grenzen. In: Bartholomeyczik, S.; Halek, M.: Assessmentinstrumente in der Pflege. Möglichkeiten und Grenzen. 2. aktualisierte Auflage; Hannover: Schlütersche; 13-46

Bartholomeyczik, S.; Halek, M. (2009): Assessmentinstrumente in der Pflege. Möglichkeiten und Grenzen. 2. aktualisierte Auflage; Hannover: Schlüter- sche

Behrens, J.; Langer, G. (2010): Evidence-based Nursing and Caring. Methoden und Ethik der Pflegepraxis und Versorgungsforschung. 3. erw. Aufl.; Bern: Hans Huber Verlag

Berning A. (Hg.)(2007): Prophylaxen in der Pflegepraxis. Risiken sicher einschätzen – Pflegestandards kompetent anwenden. München: Urban & Fischer

Beske, F. (2011): Sechs Entwicklungslinien in Gesundheit und Pflege - Analyse und Lösungsansätze. Kiel: Bd. 119; Institut für Gesundheits-System- Forschung

Bienstein, C.; Fröhlich, A. (2006): Basale Stimulation in der Pflege. Die Grundlagen. 3. Aufl.; Seelze-Velber: Edition Pflege; Kallmeyer

Borck-Knabe, B.; Krause, D.; Weyer, I.; Lucke, C. (2000): Beweglichkeitsstörungen. In: Füsgen, I.(Hg.)(2000): Der ältere Patient. Problemorientierte Diagnostik und Therapie. München: Urban & Fischer; S. 108- 130

Bremer-Roth; F.; Henke, F.; Lull, A.; Borgers, C.; Cleve, F.; Wowra, A.(2005): In guten Händen. Altenpflege 1. Berlin: 1. Aufl. 4. Druck; Cornelsen

Bremer-Roth; F.; Henke, F.; Lull, A.; Borgers, C.; Cleve, F.; Wowra, A.(2011): In guten Händen. Altenpflege 1. Berlin: 2. Aufl.; Cornelsen

Bürge, E.; Kupper, D.; Finckh, A.; Ryerson, S.; Schnider, A.; Leemann,B. (2008): Neutral Functional Realignment Orthosis Prevents Hand Pain in Patients With Subacute Stroke: A Randomized Trial. In: Arch Phys Med Rehabil (89) o.A.: 1857 - 1862

Corr, D.M.; Corr, C.M. (1992): Gerontologische Pflege. Herausforderungen an eine alternde Gesellschaft. Bern: Verlag Hans Huber

Davis P.M. (2002): Hemiplegie. Ein umfassendes Behandlungskonzept. Heidelberg: Springer Verlag

Deutsches Institut für angewandte Pflegeforschung (Hg.)(2003): Ansätze zur Pflegepräevention. Rahmenbedingungen und Analysen zur Vorbeugung von Pflegebedürftigkeit. Hannover: Schlütersche

Deutsches Netzwerk für Qualitätsentwicklung in der Pflege (Hg.) (2006): Expertenstandard Sturzprophylaxe in der Pflege. Entwicklung - Konsentierung-Implementierung. Osnabrück

Deutsches Netzwerk für Qualitätsentwicklung in der Pflege (Hg.)(2010a): Expertenstandard Ernährungsmanagement zur Sicherstellung und Förderung der oralen Ernährung in der Pflege. Entwicklung - Konsentierung – Imp- lementierung. Osnabrück

Deutsches Netzwerk für Qualitätsentwicklung in der Pflege (Hg.)(2010b): Expertenstandard Dekubitusprophylaxe in der Pflege - 1. Aktualisierung. Os- nabrück

Deutscher Pflegerat (2004): Rahmen-Berufsordnung für professionell Pflegende in der Fassung vom 04.01. 2004. Berlin

Entzian, H. (1999): Altenpflege zeigt Profil. Ein berufskundliches Lehrbuch. Weinheim: Beltz Verlag

Fox,P.; Richardson, J.; McInnes, B.; Tait, D.; Behard, M. (2000) Effectivness of a bed positioning program for treating institutionalized, older adults with knee contracture. In: Physical Therapie (80)4; 363-372

Fromault, P.; Löslein, H. (2010): NeuroRehabilitation. Ein Praxishandbuch für interdisziplinäre Teams. Springer: Heidelberg

Füsgen, I.(Hg.)(2000): Der ältere Patient. Problemorientierte Diagnostik und Therapie. München: Urban & Fischer

Füsgen, I.; Böhmer, F. (Hg.)(2008): Geriatrie: Der ältere Patient und seine Besonderheiten. Wien: Böhlau UTB

Füsgen, I. (2008): Geriatrische Rehabilitation. Vom Ermessen zur Pflicht – auch für den dementen Patienten. Wiesbaden: Medical Tribune Verlagsgesell- schaft

Georg, J. (Hg.) (2005): NANDA Pflegediagnosen. Definition und Klassifikation 2005-2006. Bern: Huber

Gnass, I.; Bartoszek, G.; Thiesemann, R.; Meyer, G. (2010): Erworbene Kontrakturen im höheren Lebensalter. Eine systematische Literaturanalyse. In: Zeitschrift für Gerontologie und Geriatrie (o.J.) 43: 147-157

Gültekin, J.E.; Liebchen, A. (2003): Pflegerische Begutachtung. Datenerhebungsmethoden, Pflegebedarfs- und Pflegequalitätsermittlung. Stuttgart: Kohlhammer

Hackauf, U. (2004): Literaturanalyse zum Thema Kontrakturen aus der pflegewissenschaftlichen Perspektive. Bachelorarbeit. Universität Witten- Herdecke

Hafner, M.; Meier, A.(2009): Geriatrische Krankheitslehre. Teil II: Allgemeine Krankheitslehre und somatogene Syndrome. Bern: Verlag Hans Huber

Hammer, A.(2004): Kontrakturenprophylaxe. In: Lauber, A.; Schmalstieg, P. (Hg.): Prävention und Rehabilitation. Verstehen und pflegen. Stuttgart: Thieme 303 – 317

Hartwangerr, A. (2004): Stellungsfehler. Die Kontrakturenprophylaxe spielt in der Pflege bisher eine untergeordnete Rolle. In: Altenpflege (29)6: 22-24

Harvey, L.A.; Batty, J.; Crosbie, J.; Poulter, S.; Herbert, R.D. (2000): A Randomized Trial Assessing the Effects of 4 weeks of Daily Stretching on Ankle Mobility in Patients with Spinal Cord Injuries. In: Arch Med Rehabil (81) 10: 1340-1347

Hein, I. (2007): Altenpflege konkret. Gesundheits- und Krankheitsbuch. Jena: Urban & Fischer

Heuwinkel-Otto, A.; Nümann-Dulke, A.; Matscheko, N. (Hg.) (2009): Menschen pflegen. Der Praxisbegleiter für Pflegeprofis. Heidelberg: Springer

Hirsch R.D.; Kastner, U. (2004): Heimbewohner mit psychischen Störungen. Köln: Kuratorium Deutsche Altershilfe

Horsley, S.A.; Herbert, R.D.; Ada, L. (2007): Strech in stroke rehabilitation. Four weeks of daily strechhas little or no effects on wrist contracture after stroke: a radomised controlled trial. In: Australien Journal of Physiothera- py (53) o.A.: 239 – 245

Huhn, S. (2009): Sturzrisiken erfolgreich reduzieren. Zeitgemäße Sturzprophy-laxe. In: Die Schwester Der Pfleger (48)2; S.112-118

Igl, G. (2008): Weitere öffentlich-rechtliche Regulierung der Pflegeberufe und ihrer Tätigkeit. Voraussetzungen und Anforderungen. München: Deut- scher Pflegerat e.V.; Urban & Vogel

Kämmer, K. (Hg.)(2008): Pflegemanagement in Altenpflegeeinrichtungen. 5. Auflage, Hannover: Schlütersche Verlagsanstalt

Kamphausen, U.(2000): Prophylaxen in der Pflege. Stuttgart: Kohlhammer Verlag

Kamphausen, U.(2011): Prophylaxen in der Pflege. 5. überarb. Aufl.; Stuttgart: Kohlhammer Verlag

Katalanik, O.M.; Harvey, L.A.; Herbert, R.D. (2011): Effectiveness of stretch for the treatment and prevention of contractures in people with neurological conditions: a systematic review. In: PhysioTherapy (91) 1:11-24

Keiling, M.; Roling, G.; Saal, S.; Selinger, Y.; Schumann, J.; Schaepe, C.; Zim-mermann, M.; (2008): Handlungsfeld Kontrakturprophylaxe. Studie im Auftrag des Sächsischen Staatsministeriums für Soziales, unveröffent- licht

Kellhauser, E.; Schewior-Popp, S.; Sitzmann, F.; Geißner, U.; Gümmer, M.; Ull-rich, L. (2004). Thiemes Pflege. Professionalität erleben. Stuttgart

Kinzinger-Büchel, C; Thiemann, F. (Hg)(2010): Pflegen – aber sicher! Risiken erkennen, bewerten und Minimieren. Hamburg. Behr´s Verlag III/2-5

Kisner, C., Colberg, L.A. (2010): Grundlagen der Physiotherapie. Vom Griff zur Behandlung. Physiolehrbuch 3. überarb. und erweiterte Aufl.; Stuttgart: Thieme

Klie, Th. (2010): Altenheim – die wichtigsten Gesetze. Hannover: Vincentz

Köther, I. (Hg.)(2007): Thiemes Altenpflege. 2. Aufl.; Stuttgart: Thieme Verlag

Kolb, G.F.; Leischker, A.H. (2009): Medizin des alternden Menschen. Lehrbuch zum Gegenstandskatalog der neuen ÄApprO. Stuttgart: Wissenschaftli- che Verlagsgesellschaft

Krohwinkel, M. (2007): Rehabilitierende Prozesspflege am Beispiel von Apople-xiekranken. Fördernde Prozesspflege als System. 2. überarb. und erw. Auflage, Bern: Verlag Hans Huber

Kuratorium Deutsche Altershilfe (1998): Qualitätshandbuch Wohnen im Heim. Wege zu einem selbstbestimmten und selbstständigen Leben. Köln: KDA

Kutschke, A. (2000): Kontrakturen. In: Pflegen Ambulant; (11) 2000. S. 47-49

Laksim, P.W.; Harimurti, K.; Setiati, S.; Soejono, C.H.; Aries, W.; Roosheroe, A.G. (2008): Management of immobilization and its complication for eld- erly. In: Acta media Indonesiana, (4) 40: 233-240

Landespflegerat Berlin-Brandenburg (2009): Berufsordnung. Land Berlin und Land Brandenburg. Potsdam

Lüthi, H. (2010): Erholung nach Schlaganfall bestimmen. Fugl-Meyer Assessment. In: Physiopraxis (o.A.)4; II-III

MDS; GKV-Spitzenverband (Hg.)(2009a): Grundlagen der MDK-Qualitätsprüfungen in der stationären Pflege. Qualitätsprüfungs- Richtlinie, MDK-Anleitung, Transparenzvereinbarung. Essen

MDS; GKV-Spitzenverband(Hg.)(2009b): Richtlinien des GKV-Spitzenverbandes zur Begutachtung von Pflegebedürftigkeit nach dem XI. Buch des Sozialgesetzbuches. Essen

MDS (2010): Evaluation der Transparenzvereinbarung. Quantitative und qualitative Auswertung der Transparenzkriterien der Medizinischen Dienste für die stationäre und ambulante Pflege. Essen

Menche, N.; Bazlen, U. (Hg.)(2001): Pflege heute. Lehrbuch und Atlas für Pflegeberufe. 2. Auflage, München: Urban & Fischer

Menche, N. (Hg.)(2007): Pflege heute. Lehrbuch für Pflegeberufe. 4. Auflage, München: Urban & Fischer Elsevier

Menche, N. (Hg.)(2011): Pflege heute. Lehrbuch für Pflegeberufe. 5. Auflage, München: Urban & Fischer Elsevier

Mollinger, L.A.; Steffen, T.M. (1993): Knee Flexion Contractures Institutionalized Elderly: Prevalence, Severity, Stability, and Related Variables. Research Report In: Physical Therapy (73) 7: 437 – 444

Mosley, A.M.; Herbert, R.D.; Nightingale, E.J. (2005): Passiv stretching does not enhance outcomes in plantarflexion contracture after cast immobiliza- tion for ankle fracture. In: Archives of Physical Medicien and rehabilitation (6)86: 1118-1126

Rabiner, A.; Roach, K.E.; Spielholz, N.I.; Judson, L. (1995): Characteristics of Nursing Home Residence with Contracture. In: Physical & Occupational Therapy in Geriatrics (4) 13: 1-10

Richter, R.; Wipp, M. (2010): Praxishandbuch Qualitätsprüfungen. Qualität entwickeln – Prüfergebnisse verbessern. Hannover: Vincentz

Risse, L. (1997): Auswirkungen von Strukturen auf die Pflege. In: Bienstein, C.; Schröder, G.; Braun, M.; Neander, K.-D. (1997): Dekubitus. Herausforde- rung für die Pflege. Stuttgart. Thieme Verlag

Robinson, W.; Smith, R; Aung O.; Ada, L. (2008): Prevention of contracture after stroke. No difference between wearing a night splint and standing on a tilt table in preventing ankle contracture early after stroke: a random- ised trial. In: Australian Journal of Physiotherapy (54) o.A.: 33-38

Röpke K.P.(2010): Prophylaxen für die Pflegepraxis. Das Wichtigste auf einen Blick. Hannover: Brigitte Kunz Verlag

Rössler, H.; Rüther, W. (2005): Orthopädie und Unfallchirurgie. 19. Aufl.; Urban & Fischer: München

Roper, N.; Logan, W. W.; Tierney A.J. (2009): Das Roper-Logan-Tierney- Modell. Basierend auf den Lebensaktivitäten (LA). 2. Auflage, Bern: Ver- lag Hans Huber

Rydwik, E.; Eliasoson, S.; Akner, G. (2006): The effect of exercise of the effected foot in stroke patiens. A randomiized controlled pilot trial. In: Clincal Rahabilitation (2) 20: 645-655

Runge M.; Rehfeld, G. (2001): Geriatrische Rehabilitation im Therapeutischen Team. 2. Auflage, Stuttgart: Thieme

Sackley, C.; Brittle, N.; Patel, S.; Ellins, J.; Scott, M.; Wright, C.; Dewey, M.E. (2010): The Prevalence of Joint Contractures, Pressure Sores, Painful Shoulder, Other Pain, Falls, and Depression in the Year After a Severely Disabling Stroke. In: Stroke (39) o.A.: 3329-3334;

Scheffel, S.; Hantikainen, V. (2011): Präventive Maßnahmen zur Kontrakturprophylaxe in der geriatrischen Pflege. Eine systematische Über- sichtsarbeit. In: Pflege (24) 3: 183-194

Schlattner, T. (2006): Das unterschätzte Problem: Kontrakturen. In: Heilberufe (58)2: 24-26

Schneidereit, J.(2010): Allgemeine juristische Aspekte bei der Durchführung von Prophylaxen. In: Kinzinger-Büchel, C; Thiemann, F. (Hg): Pflegen – aber sicher! Risiken erkennen, bewerten und Minimieren. Hamburg. Behr´s Verlag III/2-5

Schnurr, K.; Ada, L. (2006): Observation of arm behaviour in healthy elderly people:Implications for contracture prevention after stroke. In: Australian Journal of Physiotherapy (52) o.A. : 129-133

Schröder, G.; Neander, K.-D. ; Bienstein, C. (1997): Lagerungen zur dekubitusprophylaxe. In: Schröder, G.; Braun, M.; Neander, K.-D. (1997): De- kubitus. Herausforderung für die Pflege. Stuttgart. Thieme Verlag

Schürenberg, A. (2011): Mobilisiert oder beweglich werden? Mobilisation im Pflegeheim. In: Die Schwester Der Pfleger (50) 4: 327-332

Seel, M. (1998): Die Pflege des Menschen im Alter. Hannover. Schlütersche

Seel, M.; Hurling, E. (2005): Die Pflege des Menschen im Alter. Hannover: Schlütersche Verlagsanstalt

Seidl, N. (2010): Aggressives Verhalten in Pflegeheimen. Frankfurt: Mabuse-Verlag

SGB XI (2011) http://www.gesetze-im-internet.de/bundesrecht/sgb_11/gesamt.pdf (Zugriff: 20.06.2011.23.10.MEZ)

Sieber; C.C. (2009): Frailty. In: Kolb, G.F.; Leischker, A.H. (2009): Medizin des alternden Menschen. Lehrbuch zum Gegenstandskatalog der neuen ÄApprO. Stuttgart: Wissenschaftliche Verlagsgesellschaft, 57-64

Sowinski, Ch.; Büsch, D.; Falk, J.; Grond, E.; Kerres, A.; Pfäfflin-Wagner, U.; Stieger, K.; Weller A. (1997): Theoriegeleitetes Arbeiten in Ausbildung und Praxis. Ein Baustein zur Qualitätssicherung in der Altenpflege. Köln: KDA

Städtische Seniorenheime Krefeld (2011): Erhebung zur Prävalenz von Kontrakturen. Unveröffentlicht

Statistisches Bundesamt (Hg.)(2011): Pflegestatistik 2009. Pflege im Rahmen der Pflegeversicherung. Deutschlandergebnisse. Wiesbaden: Statisti- sches Bundesamt

Titler, M.G. (2005): Forschungsanwendung in der Praxis. In: LoBiondo-Wood, G.; Haber, J.: Pflegeforschung. Methoden, Bewertung, Anwendung. 2. Aufl., München; Urban & Vogel

Turton, A.J.; Britton, E. (2005): A pilot randomized controlled trial of a daily muscle strech regime to prevent contractures in the arm after stroke. In: Clinical Rehabilitation (19) 600-612

Wagner, L- M.; Capezuti, E.; Brush, B. L.;Clevenger, C.; Boltz, M.;Renz, S. (2008): Contratures in Frail Nursing Home Residents. In: Geriatric Nurs- ing (29) 4: 259-266

Walsh,K.; Roberts, J.; Bennett, G. (1999): Mobility in old age. In: Gerodontolo- gy (16) 2: 69 - 74

Wettstein, A.; Chappuis, C.; Fisch; H.U. (2001): Geriatrie. Checklisten der aktu- ellen Medizin. Stuttgart: Thieme Verlag
Wied, S.; Warmbrunn, A.(Hg.)(2007): Pflege Pschyrembel. Berlin: de Gruter
Wingenfeld, K. (2003): Pflegebedürftigkeit, Pflegebedarf und pflegerische Leis-tungen. In: Rennen-Allhoff, B. und Scheffer, D. (Hg.): Handbuch Pflege-wissenschaft. Weinheim: Juventa, S. 339-361

Wingenfeld, K.; Kleina, Th.; Franz, S.; Engels, D.; Mehlan, S.; Engel, H. (2011): Entwicklung und Erprobung von Instrumenten zur Beurteilung der Ergeb- nisqualität in der stationären Altenhilfe. Abschlussbericht. Im Auftrag des Bundesministeriums für Gesundheit und des Bundesministeriums für Familie, Senioren, Frauen und Jugend. Berlin

Yip, B.; Stewart, D.A.; Roberts, M.A. (1996): The Prevalence of Joint Contrac- tures in Residents in NHS Continuing Care. In: Health Bulletin 1996/4; 338-343

Zegelin, A. (2005): Festgenagelt sein. Der Prozess des Bettlägerigwerdens. Bern: Huber Verlag

Zeyfang, A.; Hagg-Grün, U.; Nikolaus, T. (2008): Basiswissen Medizin des Al- ters und des alten Menschen. Heidelberg: Springer Medizin Verlag

Mehr zu diesem Thema finden Sie in „Kontrakturprophylaxe bei mobilitätseingeschränkten Bewohnern von Pflegeheimen" von Siegfried Huhn, ISBN: ISBN:
978-3-640-98700-9, http://www.grin.com/de/e-book/176986/kontrakturprophylaxe-
bei-mobilitaetseingeschraenkten-bewohnern-von-pflegeheimen/

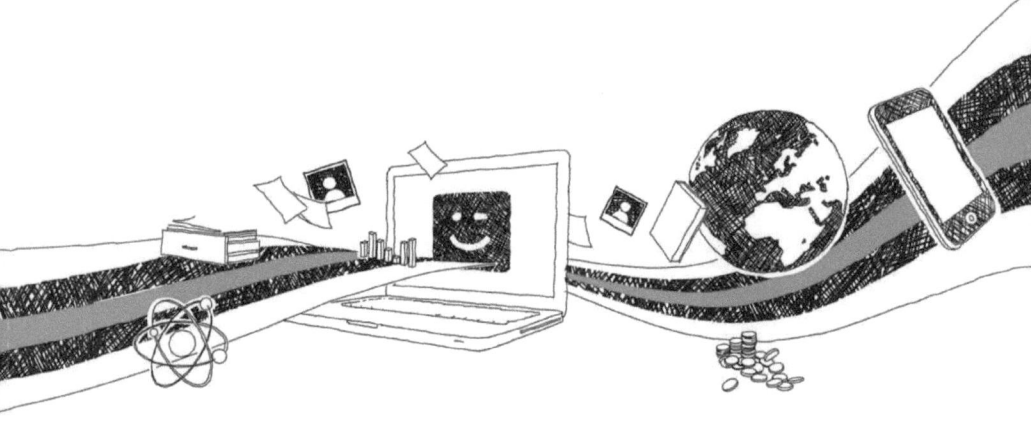
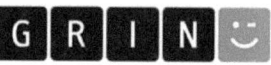